GUÉRISON

DES

AFFECTIONS REBELLES

ET

RÉPUTÉES INCURABLES

LES NERVEUSES PARTICULIÈREMENT

PAR LA

GYMNASTIQUE NATURELLE, L'ORGANODYNAMISME AUTONOME

SPONTANÉ OU PROVOQUÉ PAR L'ART SELON LES PRINCIPES

DE LA MÉDECINE HOMÉODYNAMIQUE
ET DE LA DYNAMOTHÉRAPIE INTÉGRALE

PAR LE

Docteur HUGUET

De la Faculté de Paris, ex-interne des Hôpitaux

Prix : Un Franc

PARIS

ADRIEN DELAHAYE et E. LECROSNIER, ÉDITEURS

Place de l'École-de-Médecine

Et chez L'AUTEUR,

117, rue Saint-Lazare (près la gare)

PARIS 1882

GUÉRISON

DES

AFFECTIONS REBELLES

ET

RÉPUTÉES INCURABLES

LES NERVEUSES PARTICULIÈREMENT

PAR LA

GYMNASTIQUE NATURELLE, L'ORGANODYNAMISME AUTONOME

SPONTANÉ OU PROVOQUÉ PAR L'ART SELON LES PRINCIPES

DE LA MÉDECINE HOMÉODYNAMIQUE
ET DE LA DYNAMOTHÉRAPIE INTÉGRALE

PAR LE

Docteur HUGUET

De la Faculté de Paris, ex-interne des Hôpitaux

PRIX : Un FRANC

PARIS

ADRIEN DELAHAYE et E. LECROSNIER, EDITEURS

Place de l'Ecole-de-Médecine

Et chez L'AUTEUR,

117, rue Saint-Lazare (près la gare)

PARIS-1882

GUÉRISON

DES

AFFECTIONS REBELLES

ET

RÉPUTÉES INCURABLES

LES NERVEUSES PARTICULIÈREMENT

AVANT-PROPOS.

Le peu de temps que nous laisse la pratique médicale ne nous a pas permis d'insister longuement sur un sujet aussi intéressant qu'utile à ceux qui souffrent.

Notre travail paraîtra décousu, notre style peu recherché ; pour nous pardonner ces imperfections, nous comptons sur la bienveillance de nos lecteurs, certain que nous sommes d'avoir dit, quand même, la vérité.

Nous avons voulu, une fois de plus, poser les principes, établir la loi, donner la clef de l'art de guérir.

Si les circonstances le permettent nous reviendrons sur ce sujet en publiant une série de cures qui nous fourniront l'occasion d'insister davantage sur notre théorie que nous montrerons de plus en plus, confirmée par les résultats de notre pratique.

Nous aurons posé une nouvelle pierre à notre édifice avec l'espoir que nos confrères, peu satisfaits des doctrines régnantes, voudront apporter leur précieux concours à nos travaux.

Ce document servira de guide aux générations futures pour les aider à ressaisir le fil d'Ariane qui leur permettra de ne pas errer et se perdre dans le labyrinthe thérapeutique dont médecins et malades pourront sortir, enfin, sans y avoir laissé, les uns leur vie, les autres leur croyance et leur foi dans l'efficacité de leur art.

CHAPITRE PREMIER

DÉFINITION DES MALADIES AIGUES ET REBELLES, LEUR ENTRE-
TIEN DANS LE MILIEU ; LES MOYENS D'Y PORTER REMÉDE.

Qu'entendons-nous par maladies rebelles?

Nous entendons par maladies rebelles celles qui ont résisté à tous les moyens employés pour les combattre. Quelle est la genèse, quelle est la cause des maladies rebelles? Nous allons l'indiquer d'une façon succincte et suffisamment claire pour être compris par tout le monde.

Les statistiques médicales indiquent que, depuis bien des années, les maladies augmentent en nombre et en gravité.

Qu'a fait la médecine officielle jusqu'à ce jour, pour s'opposer à cet envahissement des maladies, tant aiguës que chroniques, qui semblent se transmettre, dans les familles, d'une façon héréditaire?

En cherchant bien nous n'avons trouvé, à défaut de moyens réellement curatifs, qu'une nomenclature anatomo-pathologique servant à classer les phénomènes sans en montrer, sans en chercher la cause.

Cette foule de phénomènes observés a fini par amener un scepticisme médical tellement profond que nos maîtres les plus éminents se soucient si peu de la thérapeutique qu'ils arrivent à la nier.

Cependant, pour faire face aux réclamations du public, à ce point de vue, ils n'en ordonnent pas moins certains médicaments à la mode avec la plus parfaite ignorance de l'action de ces agents sur le malade, ignorance telle que, si, d'après leurs conseils, le malade vient à guérir, par hasard, ils en sont tout surpris et trouvent que leur client a de la chance! ce qui prouve assez le peu de foi que l'on a dans les moyens que l'on conseille.....

Faisons voir, de suite, comment une maladie peut devenir rebelle et même incurable.

Prenons une maladie quelconque à son début. On appelle un médecin qui pose son diagnostic en déroulant, devant la famille, la richesse d'une nomenclature qu'il a eu le talent d'apprendre par cœur, puis il ajoute, la plupart du temps, que la maladie n'est pas déclarée, qu'il faut attendre..... pour poser le diagnostic... certain !

Entre temps, on n'en ordonne pas moins une médication plus ou moins calmante du phénomène principal en laissant la cause en permanence dans l'économie où elle peut, à son aise, exercer et multiplier ses ravages (1).

Mais la maladie se déclare, c'est-à-dire arrive à la période aiguë, que va-t-on faire ? On va, le plus vite et par tous les moyens possibles, *enrayer les phénomènes de réaction spontanée* capables d'aider la nature à se débarrasser de la cause du mal et de la fièvre qui en est la conséquence. Dans ces conditions le pronostic du médecin annonce que le

(1) Voir le chapitre IV de la 2ᵉ partie de notre livre intitulé : *Les fièvres graves et l'empoisonnement alimentaire.*

A. Delahaye et Lecrosnier, éditeurs, place de l'Ecole-de-médecine, Paris, 1882.

malade en a pour un mois, six semaines, ou davantage et qu'il sera parfaitement guéri.

En effet, ce laps de temps écoulé, les phénomènes se calment, tout semble aller pour le mieux. Mais voilà que le malade est pris d'une crise nouvelle sous une autre forme ! Le médecin ajoute une nouvelle maladie à l'actif du patient qui s'étonne avec toute sa famille et se demande d'où peut venir cette deuxième affection que n'avait pas prévue le médecin?

Un certain froid dans la confiance du malade conduit ce dernier au choix d'un deuxième médecin qui place une nouvelle étiquette sur le mal, étiquette donnant l'idée d'une *troisième* maladie.

Enfin, après un changement de la médication précédente, ordonnance plus ou moins lisible et compréhensible de nouvelles drogues.

Le malade finit par être sur pieds, tant bien que mal, tout en se plaignant de différents malaises; on accuse le premier médecin d'avoir méconnu la nature du mal, on chante les louanges du second. La santé ne revenant pas, on s'inquiète sur certains phénomènes, on demande à son dernier médecin si certain spécialiste ne pourrait pas triompher des accidents réfractaires aux moyens employés jusqu'alors? D'après son avis, on fait choix du spécialiste le plus en renom qui, toujours, se trouve fort bien du traitement, lors même que le patient n'éprouve aucune amélioration.

Nous arrivons à cette phase où le malade finit par s'adresser à droite et à gauche pour demander du secours; illusions et déceptions nouvelles : son mal est réputé incurable, au-dessus des ressources de l'art !.....

L'exemple que nous venons de citer n'est malheureusement pas une exception : on peut même dire que c'est la règle et nous sommes certain que personne ne pourrait s'inscrire en faux contre ce que nous avançons.

Qu'aurait-il fallu faire pour éviter au malade toutes ses souffrances et empêcher son mal de passer à l'état chronique, puis, enfin, à l'état de prétendue incurabilité ?

Il eût été de toute logique de traiter rationnellement les accidents de la période prodromique et de ne pas permettre au mal d'arriver à la deuxième période ou période d'*invasion* de l'économie par les éléments morbides.

Un diagnostic sain, dépourvu de toute nomenclature pathologique, conduisant à la connaissance de la cause et permettant d'attaquer celle-ci avec des agents capables de la détruire ou de l'éliminer, eût sauvé le malade de tout danger présent et futur ; on eût fait une médecine efficace à l'aide de quelques agents simples et naturels qui, en favorisant l'effort de réaction de l'économie, eussent secondé la mise en jeu des forces vives du malade pour rétablir l'équilibre rompu et ramener la santé ; on eût empêché, par le fait, les accidents secondaires de se produire, rendu impossible l'état chronique et détruit, dans ses germes, la maladie rebelle ou réputée incurable !

Mais quels sont, dira-t-on, les moyens dont la médecine officielle peut disposer pour triompher des maladies rebelles et d'un grand nombre de celles qui passent pour incurables? Les résultats nuls ou insignifiants qu'elle obtient prouvent assez l'impuissance et l'inefficacité des médications qu'elle emploie.

Une preuve, entre toutes, de l'absence de toute thérapeutique efficace se présente en ce moment. On fait beaucoup de bruit autour de certaines personnalités médicales qui se sont, en désespoir de cause, décidées à expérimenter, dans leur service, les moyens employés, depuis longtemps, par d'honorables confrères auxquels on ne craignait pas d'appliquer l'étiquette de charlatan! Et, pourtant, c'est grâce aux études pénibles, aux renseignements donnés par ces prétendus charlatans que les expérimentateurs, de la dernière heure, ont pu se faire un piédestal en se donnant, sans vergogne, comme les inventeurs de procédés dont ils n'ont fait que changer le nom à leur profit.

C'était hier la métallothérapie, un peu plus tard, le magnétisme, aujourd'hui c'est le tour de l'hypnotisme!....

Le public, s'il lit les comptes rendus des journaux, pourrait s'imaginer qu'on ne savait rien sur ces diverses branches de la science avant les expériences de la Salpêtrière, de la Pitié, etc.

Il est vrai que les habiles cliniciens auxquels nous faisons allusion, se gardent bien de parler des travaux faits par leurs devanciers, des communications verbales ou écrites qu'ils en ont reçues.....

Rappelons, à ce propos, qu'il y a plus de trois ans, nous avons eu le bonheur de guérir un père de famille abandonné par les praticiens les plus éminents dont nous pourrions citer les noms.

Cette cure obtenue à l'aide d'hypnotisations quotidiennes fut communiquée, par nous, à un confrère des hôpitaux qui lut avec beaucoup d'intérêt la lettre de remerciements que nous avait adressée notre client après sa guérison; notre confrère nous remercia très chaudement après nous avoir demandé, toutefois, si nous avions publié nos observations; ce à quoi nous répondîmes que nos notes n'étaient pas encore imprimées, mais, qu'en attendant, nous nous ferions un plaisir de traiter, avec lui, par notre méthode, les malades de son service.

Très bien, nous dit le confrère, nous reparlerons de cela, j'irai vous voir à ce sujet. La vérité est que nous ne l'avons revu que il y a quelques semaines, dans une salle de son hôpital où nous avons été témoin d'expériences faites, bien entendu, sans notre concours et sans que nous ayons été prévenu par une invitatiou officieuse et directe.

Quoi qu'il en soit, nous sommes heureux d'avoir pu initier notre habile confrère aux procédés de l'hypnotisation et aux résultats qu'on peut en attendre en thérapeutique, lorsque le malade n'est pas l'objet d'expériences de pure curiosité thaumaturgique, mais qu'il est bien dirigé dans ses *évolutions curatives autonomes spontanées* ou *provoquées par l'art.*

CHAPITRE II

Introduction a l'organodynamisme, définition des appareils du corps humain, fonctions de la masse cérébrale considérée, par nous, comme un appareil de libration.

Nous venons de prononcer le nom d'*évolution curative autonome spontanée ou provoquée par l'art*.

Le lecteur peu familiarisé avec ce néologisme obligatoire verra, dans la suite de cette monographie, que la formule susdite est bien celle de la véritable médecine curative qui a pour base inébranlable *la loi de similitude fonctionnelle* que nous avons dégagée des faits, de nos observations et développée largement dans notre exposé de *médecine homéodynamique* et de *dynamothérapie intégrale* (1).

Pour bien rendre compte de la marche des phénomènes normaux ou anormaux dans le corps humain ainsi que de la naissance de l'état morbide et de toutes les altérations consécutives qui peuvent subvenir à la suite d'un déterminatif occulte ou manifeste, expliquons comment l'équilibre existe et se maintient entre les divers appareils statiques et dynamiques qui constituent l'homme.

Trois appareils bien distincts se rencontrent dans le corps humain, à savoir :

(1) A. Delahaye et Lecrosnier, éditeurs, place de l'Ecole-de-médecine, Paris.

1° Un appareil musculaire ;

2° Un appareil nerveux ;

3° Un appareil d'hydraulique.

Ces trois appareils servent à la vie de relation avec le milieu ambiant au point de vue de la nutrition, de la locomotion et de la respiration.

Il existe deux autres appareils pour la vie de relations internes ou sensitives : l'un de ces appareils est la masse cérébrale, l'autre est le cervelet, la moelle allongée et la moelle épinière ; ces deux appareils sont d'ordre lumineux ou phosphorescent.

La masse cérébrale est en rapport avec tous les organes des sens ; le cervelet est en rapport avec les organes de la locomotion et de la *genèse organique*.

Si un membre ou un organe est paralysé dans ses fonctions, cela tient à ce qu'il a perdu la faculté de perception : il devient ignorant de ce qu'il doit faire et n'est plus autonome. Comment l'un ou l'autre a-t-il pu perdre la conscience des fonctions à remplir pour ses propres besoins ? il faut, pour cela, que l'appareil servant à l'hydraulique ou à la circulation du sang soit gêné dans ses rapports ou altéré dans ses fonctions.

Pour que cet appareil soit altéré dans ses fonctions il faut qu'il y ait eu, d'abord, altération primitive des lobes cérébraux qui servent à distribuer l'intelligence aux organes. On observe premièrement, comme accidents consécutifs à l'altération des lobes cérébraux, une gêne dans la fonction du cœur, dans les organes de la respiration, dans les réactions chimiques fournies par les appareils de sécrétion, c'est-à-dire que la salive, au lieu d'être alcaline, contiendra de l'acide cyanhydrique ; que l'urine contiendra soit de l'acide urique en excès, soit du sucre, soit de l'albumine, des phosphates, etc., etc.; que les excréments contiendront un excès d'ammoniaque, deviendront corrosifs au point de déterminer ce qu'on appelle une inflammation ; que la sueur sera acide, aura une odeur forte, sera chargée de chlorure de sodium en excès au point de rougir les vêtements teints en noir, en amenant à l'état d'oxydes les sulfates et les tannates de fer qui entrent dans ces teintures, ce qui rend malsain le lainage dont on prolonge l'usage, à cause de l'absorption des miasmes contenus dans l'eau de la sueur, absorption qui est facilitée par le chlorure de sodium en suspension dans l'étoffe.

Nous venons de voir comment l'appareil d'hydraulique est altéré dans ses fonctions par l'action directe d'un trouble des lobes cérébraux. Comment cet appareil peut-il être gêné dans ses rapports avec l'économie ?

Dans cette deuxième phase des accidents de l'appareil d'hydraulique, les premiers phénomènes que l'on observe sont dus à une altération des organes de digestion ou de nutrition.

L'altération de ces organes peut être due à une cause morale ou à une infection miasmatique : dans ce dernier cas, les organes cérébraux ne sont altérés que secondairement, tandis que la cause morale les atteint primitivement dans leurs fonctions. Notons bien, ici, que nous ne parlons pas d'une altération organique, mais de *l'altération fonctionnelle* de l'organe, ce qui est loin d'être la même chose.

Dans l'altération secondaire des organes cérébraux les phénomènes ont une marche rapide due à l'empoisonnement direct et total de l'économie par décomposition chimique des liquides et des solides du système.

Dans l'action morale les phénomènes sont progressifs, l'empoisonnement est consécutif et proportionnel à la durée de l'altération des fonctions, c'est-à-dire que si la durée de l'action morale est infinie ou incessante, l'être total se désagrège progressivement et indéfiniment pour retourner, par la mort, dans l'indéfini ; ses virtualités retournent à leur état latent.

Si l'impression morale a été trop vive, les éléments constitutifs de l'être sont décomposés, spontanément, dans leurs combinaisons, alors ces éléments, n'ayant plus de but final, sont obligés de se séparer et, de définis qu'ils étaient à l'état normal, ils deviennent indéfinis dans l'état morbide pour retourner à l'infini du latent.

L'altération de l'appareil d'hydraulique par cause morale est secondaire et procède de l'altération des fonctions digestives et nutritives, altérations qui modifient les rapports chimiques qui doivent exister dans la constitution des cellules et dans leur renouvellement.

La liquidité sanguine ayant reçu des matériaux altérés, dépouillés des virtualités prédisposées et déterminées à la fonction génératrice des cellules minérales, végétales et animales, cette liquidité ne peut engendrer que des individualités de durée éphémère et, par conséquent, incapables de maintenir l'équilibre matériel dans ses rapports.

Par le fait de ces individualités cellulaires ou embryonnaires altérées, la masse cérébrale qui sert d'appareil réducteur et qui doit accaparer, à son bénéfice, tous les éléments lumineux contenus dans les éléments normaux de la liquidité sanguine ne peut plus pourvoir à ses besoins propres et produit ce que nous appelons l'*inanition* de la masse cérébrale.

Une preuve de ce que nous avançons se trouve dans l'examen de l'urine chez les individus de cet ordre pathologique : ce liquide excrémentitiel est chargé d'une plus grande quantité de phosphate de soude, de phosphate d'ammoniaque et de phosphate de potasse qu'à l'état normal ; il y a donc, là, perte, pour le cerveau, de matière lumineuse que l'on retrouvera dans le phosphore obtenu par la distillation, phosphore qui est le support de la matière lumineuse dont la masse cérébrale, seule, a la disposition libratoire ou de distribution.

Lorsque l'altération consécutive des produits de sécrétion a fini par en altérer les organes, il arrive, inévitablement, une obturation de tous les canaux servant à l'écoulement des produits de sécrétion ; c'est alors que commencent à se manifester tous les phénomènes que la médecine officielle a décorés du nom de *maladies nerveuses*.....

Il est vrai que nos éminents cliniciens ont l'habitude de prendre le phénomène pour la cause; aussi ne seraient-ils pas fâchés de de se débarrasser de cette bouteille à l'encre, ainsi que le disait notre vénéré maître M. le Dr Cerise, en dépouillant le malade de son système nerveux, ce qui, du reste, a été fait par divers procédés.

Nous venons de montrer que, pour nous, les phénomènes dits nerveux sont toujours d'ordre tertiaire à moins d'un traumatisme externe et direct sur l'appareil nerveux, et encore faut-il, pour cela, que la masse cérébrale ait été impressionnée par la cause vulnérante, condition sans laquelle aucun phénomène nerveux ne se produirait, à moins, toutefois, que les filets nerveux correspondant à une fonction aient été détruits, ce qui serait analogue à la destruction des lobes cérébraux en rapport avec la même fonction.

La preuve de ce que nous disons se trouve dans ce fait que si on endort un individu, par un procédé quelconque, le patient n'ayant pas été moralement affecté, on pourra lui faire la section d'un ou de plusieurs filets nerveux sans déterminer aucun phénomène de cet ordre, si bien que l'individu étant éveillé, après l'opération, sera inconscient, moralement et subjectivement, de tout ce qui se sera passé.

Plus tard, quand la nature, chez le patient, herchera à reconstituer ses équilibres, s'il y a eu des fonctions abolies, soit par section d'un ou de plusieurs filets nerveux correspondant à une fonction quelconque, les lobes cérébraux seront obligés de pourvoir, par d'autres voies, à l'accomplissement des fonctions abolies, il y aura donc surcharge de travail cérébral pour concourir à la conservation de l'être.

Comme la pensée, la mémoire et toutes les actions volitives de l'individu ne sont nullement nécessaires à la vie végétative on voit, dans ce cas, tous ces attributs disparaître plus ou moins et même être tout à fait abolis, ce qui n'empêche pas le malade de manger, de boire, de dormir, de se promener et d'avoir l'air très bien portant.

On n'a plus là, cependant, qu'une masse inerte, dépourvue de tout jugement, de toute pénétration, de toute conversation, indifférente à tout ce qui se passe autour d'elle....

De tels accidents peuvent se manifester chez un malade sans qu'on ait produit instrumentalement la section de filets nerveux ; on observe surtout ces phénomènes dans les paralysies, c'est-à-dire dans l'abolition d'une fonction viscérale ou d'un membre quelconque.

Nous avons vu, plus haut, que la masse cérébrale ne pouvant plus subvenir à ses besoins propres, par défaut d'éléments normaux de nutrition, la sériation des éléments nutritifs de l'économie ne peut plus s'opérer par suite de leur dissociation, qu'il y a, dès lors, surcharge de travail viscéral. La masse cérébrale étant dans l'impossibilité de prêter un concours aussi actif qu'à l'état normal, aura de la peine à fournir le nécessaire à l'entretien des forces vitales quoique le malade sè nourrisse d'une façon satisfaisante en quantité et en qualité.

Dans ces conditions, le travail de digestion générale absorbe le peu de forces vitales qui sont en réserve et l'individu ne peut plus se livrer à un travail manuel ou intellectuel ; la masse cérébrale est alors atteinte d'une inanition permanente, elle s'atrophie, se dessèche ou se liquéfie; les fonctions cérébrales diminuant de plus en plus, les engorgements viscéraux augmentent en proportion, puis viennent les obstructions organiques.

Le malade peut alors éprouver soit une rupture par congestion cérébrale ou pulmonaire, soit, au contraire, des déjections permanentes et plus ou moins involontaires de l'intestin, de la vessie, etc...

L'appétit commence à disparaître, les nausées surviennent et l'on voit se déclarer une fièvre intermittente ou continue qui affaiblit le malade de plus en plus en lui faisant éprouver des fourmillements, des élancements, des douleurs, etc.

Le malade se présente-t-il, dans ces conditions, à une consultation médicale? On diagnostiquera soit une névrose de l'estomac, soit une névrose de la moelle épinière, ou bien on qualifiera le malade du nom d'hystérique, mot bien vague dans la compréhension médicale et qui, loin de rendre un compte exact des phénomènes, donne souvent, pour ne pas dire toujours, une idée absolument fausse de la réalité des faits.

On comprend qu'une pareille manière de voir n'appelle à son aide que la série des calmants, des dépuratifs à la mode, voire même l'hydrothérapie, etc., tous moyens plus ou moins inutiles ou contraires aux vœux de la nature exprimés par l'ensemble des symptômes.

Mais il est vrai que la nature a été dépossédée de son intelligence curative au profit des diverses médications dont elle sait encore, fort heureusement, déjouer la perspicacité et faire ressortir l'impuissance.

Au milieu de tous ces phénomènes, nerveux, chimiques, statiques et dynamiques, se trouve le *pouvoir curatif* de la nature !

Voyons comment elle procède pour parvenir à la guérison.

Nous devons, d'abord, poser comme un axiome : *que tout ce qui est en équilibre dans la nature est autonome, quoique en participation.* Cette participation est un besoin absolu pour les échanges universels d'individualités à individualités, de fluides à fluides, de planètes à planètes ; ces échanges ont pour but de fournir tous les éléments nécessaires pour que l'équilibre et l'autonomie de chaque individualité soit conservée dans l'ordre sidéral universel ou de la nature entière.

Nous avons fait voir successivement tous les accidents qui surviennent dans l'économie humaine par l'altération de l'appareil d'hydraulique soit primitive, soit secondaire, soit tertiaire.

Nous allons maintenant montrer à quoi servent

les appareils musculaires et nerveux au point de vue de la conservation de l'autonomie de l'être.

Quest-ce que l'appareil musculaire?

L'appareil musculaire sert de support d'écoule-ment aux rapports qui existent dans les corres-pondances fluidiques de l'appareil nerveux avec le système sensitif pour l'écoulement de la volition après la manifestation de laquelle il n'y a plus de tension fluidique.

La diminution de la tension fluidique peut aller jusqu'à la fatigue extrême au point d'amener une déperdition considérable de forces chez l'individu, déperdition qui peut causer l'arrêt de la fonction de certains organes.

Que survient-il lorsqu'une fonction est arrêtée par suite d'une dépense excessive de force fluidique? Le sommeil s'empare de l'individu, la nature va pour-voir au rétablissement, à la récupération des for-ces individuelles pour que l'une et l'autre, la na-ture et le malade reprennent leur autonomie. Pendant ce sommeil l'individu prend des situations plus ou moins bizarres, il a des mouvements spas-modiques dans les membres, il rêve, il a des cau-chemars, tous phénomènes qualifiés de nerveux parce qu'on ne voit pas que la nature profite des moyens dont elle dispose pour rétablir l'équilibre par une distension d'un côté, une contraction de l'autre, quelquefois même par le rêve qui a une ac-tion physiologique considérable sur l'individualité, car le rêve est une tendance à la pénétration in-time de l'être, c'est-à-dire qu'une sorte d'intuition avertit le malade du danger qu'il peut courir pendant son état maladif, en même temps qu'elle peut lui donner, comme nous l'avons vu souvent, si une mémoire suffisante lui reste, les moyens de remédier à certains accidents : ces rêves peuvent être plus ou moins incohérents lorsqu'ils ne sont pas dirigés par l'art qui doit toujours, dans ce cas, surpasser la nature, sans quoi le malade peut rester dans le vague de ses intuitions sans discerner, sans dégager ce qu'elles contiennent de vrai, d'utile et d'applicable.

Nous avons dit qu'on donne aux phénomènes susdits le nom d'hystériques ; qu'est-ce donc que l'hystérie ? Ce mot, par son étymologie, rappelle l'idée de l'utérus ; l'hystérie serait donc, de par le mot lui-même, une affection utérine. En est-il réellement ainsi ? Non, assurément, et la preuve, c'est qu'on a regardé comme hystériques certains hommes présentant des phénomènes semblables à ceux observés chez la femme ; c'est dire que l'utérus n'est pas, forcément, le point de départ, l'origine de ces phénomènes qualifiés de nerveux. S'il y avait quelques phénomènes anormaux du côté des organes génitaux de l'un ou l'autre sexe, ils seraient, selon nous, constamment d'ordre tertiaire bien loin d'être des accidents primitifs comme on le croit ; ces phénomènes ne doivent être considérés que comme une reprise opérée par la nature pour récupérer sa fonction génératrice antérieurement abolie chez les individus de cet ordre, ainsi que nous l'avons observé.

Ces phénomènes doivent donc être considérés comme absolument nécessaires, attendu qu'ils sont un signe de la tendance à la régénération de l'économie entière de l'individu chez lequel on les observe.

Envisageons donc l'hystérie sous son véritable jour et demandons-nous d'abord ce que c'est qu'un acte hystérique.

Prenons un phénomène des plus communs, la colère, par exemple, spontanée ou provoquée : que se passe-t-il, dans l'économie, pendant la manifestation du phénomène colère qui peut se montrer sous quatre modalités différentes en rapport avec la prédominance du tempérament ?

S'agit-il d'un tempérament sanguin ? on remarque une accélération de la circulation sanguine avec rougeur de la peau du visage, du thorax et de tout le corps ; la poitrine se soulève par des inspirations rapides et saccadées ; le phénomène peut être poussé à un degré capable de déterminer ce qu'on appelle une attaque d'hystérie ou d'épilepsie, deux mots qui sont, pour nous, semblables au point de vue fonctionnel sinon étymologiquement parlant.

S'agit-il d'un tempérament lymphatique : la circulation se ralentit, la face devient blème, les extrémités du corps se refroidissent ; les phénomènes peuvent aller jusqu'à déterminer une asphyxie complète par le retrait de la liquidité sanguine dans les centres, dans les gros troncs vasculaires, asphyxie qui peut être suivie d'apoplexie cérébrale plus ou moins grave et d'une paralysie consécutive due à la spontanéité d'un retour trop rapide du sang à la périphérie.

S'agit-il d'un tempérament bilieux? le phénomène colère se manifeste par de l'oppression, un sentiment de constriction dans les muscles au point de faire pénétrer les ongles dans les chairs, de produire la morsure des lèvres jusqu'au sang, ainsi que divers actes de brutalité de l'individu sur lui-même : la colère n'est encore, ici, comme on le dit généralement, qu'une colère rentrée, une colère latente, concentrée ou centripète.

Le sujet pris de colère est-il un militaire à l'approche d'une bataille, sans être encore en vue de l'ennemi? au premier coup de canon, au premier sifflement d'une balle, ce soldat, ne pouvant, par un acte défensif et objectif, décharger sa colère sur l'ennemi qu'il ne voit pas s'en déchargera, involontairement, par des projections intestinales plus redoutables pour lui-même que pour l'ennemi ; mais, si l'objet qui cause sa colère vient se présenter à sa vue, notre homme va devenir comme un lion déchaîné capable de mourir dans la lutte.

La colère se déclare-t-elle chez un individu d'un tempérament nerveux? les muscles, de la face, des membres, de tout le corps entrent en trépidation; l'individu reste sur place comme paralysé, ne pouvant faire aucun mouvement défensif : son ennemi le tuera sans qu'il puisse lui résister. Un soldat de ce tempérament peut jeter la panique tout autour de lui; l'état sensitif ou instinctif de la conservation est tellement développé, dans ce cas, que la fuite est la première sauve-garde. Les individus de cet ordre, dans la vie civile, sont considérés comme maniaques à cause du soin exagéré qu'ils prennent de leur personne : ils portent, avec eux, le fantôme de la peur.

Ces quatre modalités de la colère, dans l'état militaire, ont donc, chacune, une figure bien caractéristique.

La colère du sanguin aura la durée d'une fusée; celle du lymphatique n'aura qu'un seul éclat qui dépense, en un instant, toute son énergie et le met dans l'impuissance de se défendre ultérieurement.

La colère du bilieux est spontanée et continue : il rage jusqu'à ce qu'il ait vaincu son ennemi ou jusqu'à sa chute personnelle.

La colère du nerveux est dispersive de ses forces, ce qui l'empêche de pouvoir lutter d'une manière efficace pour sa défense.

Dans la vie civile, le sanguin a toujours l'air d'être disposé à la lutte : il est fanfaron, mais il faut peu de chose pour le mettre en fuite ; il oublie facilement l'affront qu'on vient de lui faire subir.

Le lymphatique est mou, froid, pas agressif en tant que manifestations physiques ; seulement il renferme, dans sa conscience, l'injure qu'on lui a faite et, s'il se trouve quelqu'un pour l'aider à se venger, il agira et fera agir, par tous les moyens possibles, en garantissant son individualité tant physique que morale.

La colère du bilieux est tapageuse, criarde ; il

peut tuer son adversaire sans conserver de haine pour lui.

Le nerveux a la colère pleureuse : il suppliera, les larmes aux yeux, l'ennemi avec lequel il refusera de se battre.

Dans ces quatre tempéraments et dans les cironstances que nous avons citées, l'ordre de défense a lieu contre une agression matérielle.

CHAPITRE III.

Comment, dans l'ordre physique, ces quatre tempéraments vont-ils lutter contre les forces occultes du milieu dont l'harmonie aura été dérangée dans sa constitution ?

Nous devons entrer, ici, dans l'*autonomie intégrale* de l'individualité humaine et montrer les *fonctions curatives* de la *gymnastique naturelle*, et de *l'organodynamisme autonome spontané ou provoqué par l'art.*

Tous les caractères de colère dont nous avons parlé plus haut seraient des phénomènes d'ordre hystérique pour la science officielle, ainsi que nous l'avons dit déjà ; tandis que, pour nous, ces mêmes phénomènes ne sout nullement déterminés par une modalité quelconque des fonctions utérines.

Pour qu'il en fût ainsi, on serait obligé d'admettre que chaque organe, en réaction curative autonome spontanée ou provoquée par l'art, est pourvu d'un utérus spécial en rapport avec son action particulière, avec le point de départ de son agitation ou de l'exagération de ses fonctions, hypothèse qui semblerait, à bon droit, passablement paradoxale et fantaisiste.

Si le point de départ de la *réaction curative* n'est, en aucune façon, utérin ou hystérique, quel est-il donc ?

Nous allons, pour résoudre ce problème, examiner d'abord les fonctions du cervelet.

A quoi sert le cervelet ?

Le cervelet est un appareil affecté directement aux organes de la génération ; nous ne voulons pas dire de la génération reproductrice de l'espèce seulement, nous entendons la génération des éléments propres et constitutifs de l'être, par conséquent la genèse des éléments constituants de l'individu.

Le cervelet est donc, selon nous, le régulateur des fonctions génératrices tant intérieures qu'extérieures à l'individu.

Qu'entendons-nous par fonction intérieure ?

Le mot intérieur, pour nous, veut dire être au centre d'un vase, attendu qu'on peut être dans un point quelconque du vase entre son centre et ses parois.

Nous voyons que, dans l'homme, le point central de la masse du corps, au point de vue statique, est en rapport avec le plexus solaire, point central de la dynamique fonctionnelle de l'économie ; de telle sorte que si l'on place un homme horizontalement sur une barre, on verra que le corps, une fois en équilibre, la verticale passera directement par le plexus solaire en rejoignant le point d'appui qui constitue l'équilibre dans toutes les situations relatives aux mouvements de translation comme aux divers actes de la nutrition.

Au-dessus de ce point central ou plexus solaire se trouvent le cœur et les organes de la respiration situés entre les deux diagonales thoraciques partant du sommet des épaules pour se terminer au niveau du diaphragme partie équatoriale de l'individu.

Entre les deux diagonales abdominales partant des extrémités costales du diaphragme pour se réunir au niveau de la symphyse pubienne se trouvent le foie, la rate, la masse intestinale, etc.

Disons comment, dans ces organes, s'opère la nutrition à l'aide des forces naturelles.

Nous voyons l'aliment entrer dans l'estomac où il va subir un travail de coction, sous l'influence du plexus solaire; cette coction va servir à déterminer chacun des éléments constitutifs de l'aliment et à les sérier selon leurs fonctions et suivant leur ordre de répartition dans l'économie.

Aussitôt l'aliment parvenu dans l'intestin le dénombrement de ses éléments se fait et chacun s'en va dans le lieu qui lui a été désigné par l'ordre sériaire suivant ses aptitudes et les virtualités qu'il possède.

Les vaisseaux chylifères sont les voies que ces éléments sériés prennent, de préférence, lorsqu'elles sont libres et que l'individu est à l'état normal : autrement les absorptions se font en suppléance par les canaux excréteurs ce qui amène, fatalement, l'obstruction des organes puisque la circulation, entre les éléments de rejet et ceux de reprise, ne peut plus avoir lieu; il y a donc confusion entre ces deux ordres d'éléments, l'économie est alors obligée de se nourrir des matériaux non déterminés pour la fonction de nutrition; d'où inanition organique d'éléments substantiels et nutritifs.

Dans ces conditions, les organes de sécrétion tels que les glandes salivaires, le pancréas, les follicules intestinaux, etc., produisent des éléments d'ordres différents et d'états anormaux qui altèrent toutes les fonctions de coction, de digestion et de putréfaction ou séparation de ce qui est pur d'avec ce qui est impropre à une nutrition normale; le système de gravitation des éléments de nutrition ne pouvant plus se faire, la confusion commence entre des éléments qui ne sont plus aptes à leur fonction normale puisqu'ils ne sont plus déterminés. L'appareil de libration ou masse cérébrale de l'être reçoit, par réflexion, l'image du chaos atomique et moléculaire nutritif. C'est alors que la masse cérébrale commence à enlever tout ce qu'il y a de forces disponibles, dans l'individu, pour faire une projection, par le cervelet. dans toute l'économie, afin de rétablir l'ordre soit en amenant une exagération de sécrétion de tel ou tel organe surchargé d'éléments contraires à sa constitution, soit, dans le cas d'atrophie organique, en amenant une quantité considérable de matériaux aptes à entrer dans le travail de reconstitution de ces organes, matériaux qui vont être condensés et tendus avec des phénomènes particuliers dus à la gestation moléculaire et cellulaire dans ces organes en réparation.

On comprendra facilement qu'un organe ne peut être atteint, soit par altération soit par reconstitution, sans que les filets nerveux qui correspondent au cervelet et qui, du cervelet, se rendent à la masse cérébrale soient altérés dans leur fonction de répartition, de réflexion, de locomotion, l'ordre des éléments gravitants ayant été rompu.

Un ordre difractionnel ou dispersif des éléments de nutrition va se manifester dans l'intestin, la fermentation et la putridité vont s'opérer, il va se produire une absorption, par endosmose, des éléments putrides, d'acide carbonique ou d'hydrogène sulfuré gaz et éléments qui vont aller se dissoudre dans la masse sanguine et en augmenter le volume. Ces phénomènes amèneront une asphyxie progressive causée par la coagulation et la fermentation du sang dues à une production d'acide cyanhydrique, car on peut découvrir, par l'analyse de la salive et d'autres produits de sécrétion, des cyanures, de différentes espèces, qui n'existent pas à l'état normal.

Cette production de cyanures est, selon nous, un acte *défensif* de l'économie contre l'envahissement des parasites engendrés par les putridités déterminées dans l'économie et par l'altération des éléments normaux.

Si l'individu n'a pas la ressource de se débarrasser de ses ferments par une expiration suffi-

sante dans le milieu, la nature y pourvoira par
d'autres moyens qui, étant mis en actes par l'art
ou spontanément, produiront des phénomènes dé-
signés, jusqu'à présent, comme étant des maladies
inhérentes à l'être humain.

Mais pourquoi, dirons-nous, la nature créerait-
elle une maladie et pourquoi serait-elle malade elle-
mème? La nature ne crée rien, ne peut rien créer
d'anormal, c'est-à-dire d'opposé à ses lois... pas
même une maladie!

Ce que nous voyons dans la nature, ce que nous
croyons en désaccord avec ses lois, n'est jamais
qu'un signe d'état indiquant à l'homme que l'art
doit surpasser la nature, c'est-à-dire que nous
devons nous approprier les lois de l'hygiène et de
la nutrition que cette même nature nous donne
gratuitement tout en s'accommodant, en se con-
formant aux lois ou à la règle que l'art suggère à
notre esprit.

Qu'est-ce donc que l'art dans la nature? C'est
la mise en plus-value d'un ordre quelconque, soit
de végétation, soit d'appropriation d'un lieu,
etc., etc.

Quand, dans un lieu, la nature se manifeste sous
une forme épidémique, nous ne voyons là rien
d'anormal, en tant que nature, en signe d'état
c'est tout différent et voici pourquoi.

L'homme ne comprenant pas la raison pour laquelle cette manifestation arrive à son encontre,
s'imagine que la chose qui l'atteint dans les profondeurs de son économie est anormale ou con-

traire aux lois de la nature, tandis que c'est lui, le patient, qui est anormal, comme état, puisqu'il ne sait pas se régiminer par l'art et mettre en plus-value, à son profit, une loi ou un phénomène qui arrive à son encontre par des manifestations thaumaturgiques de diverses modalités.

Dans une manifestation épidémique de la nature, nous ne comprenons pas la maladie comme on la comprend généralement : la maladie n'est tout simplement, pour nous, qu'un *acte de défense autonome* déterminé par le besoin que la nature a de se mettre en équilibre avec elle-même.

Les grands courants aériens qui transportent les miasmes ne sont que des moyens de dulcification de ces derniers en même temps qu'ils corroborent l'atmosphère en lui fournissant des éléments vivifiants et antiseptiques puisés dans l'universel, c'est-à-dire dans la totalité de la nature cosmique.

Si la terre n'avait pas, autour d'elle, des moyens de rectification de son atmosphère, il y a des siècles que cette planète et tout ce qu'elle comporte serait en putridité ainsi que son atmosphère et qu'elle serait enfouie dans ses propres excréments.

Cette rectification de l'atmosphère terrestre est ce qui constitue l'échange alimentaire de planète à planète, par l'intermédiaire des espaces interplanétaires.

Il est une chose à laquelle on ne pense guère : c'est que la terre, dans une année, tant par ses productions que par les défécations et expirations générales, fournit une totalité de matériaux telle

que ceux-ci, condensés en un seul volume, équi-
vaudraient aux deux tiers du poids de notre planète? Or, un tiers de ces matériaux, à l'état putride,
suffirait pour empoisonner une atmosphère cent
mille fois plus grande que la nôtre et pour détruire
la vie des végétaux et des animaux sur notre
globe.

Si l'on calcule cette production de fèces terres-
tres des végétaux et des animaux pendant un siè-
cle, seulement, on trouve que la terre a éliminé
dans l'atmosphère, soixante-six fois son poids et
son volume!...

Que sont devenus tous ces matériaux?

S'il n'y avait pas, dans les espaces interplanétaires, des échanges pour la constitution de nouveaux mondes et pour la nutrition des planètes, il
y a longtemps, on le voit, que notre terre n'existe-
rait plus, par manque d'éléments nutritifs reçus
des autres planètes.

Dans ces conditions, la terre se serait, en trois
années, dépensée en pure perte puisqu'elle n'aurait
rien reçu et qu'elle aurait tout donné!...

Nous voyons par les échanges, les nutritions et
les reconstitutions du système sidéral, comment la
nature se maintient en équilibre.

S'il y a des calamités sur un des globes plané-
taires, c'est que l'homme ou l'être qui est appelé à
diriger ce globe, ne prévoit pas les besoins de la nature ce qui le rend victime de son inconséquence
ou de son ignorance; car remarquons-le bien, tout
fléau n'est, pour nous, qu'un signe ou une consé-

quence de la décadence ou de la ruine morale d'un
peuple ou d'un être appelé à gouverner ou à régiminer un système quelconque.

Si la sagesse de la création et de la transmutation des éléments cosmiques n'existait pas, un
miasme resterait éternellement un miasme, une
putridité serait toujours une putridité, la vie serait,
dès lors, impossible.

Où l'homme puise-t-il donc la sagesse de création et de transmutation de ses éléments nutritifs
pour se maintenir en équilibre? Il faut, pour ré-
pondre à cette question, examiner le système humain en le comparant au système sidéral, ces deux
systèmes étant dans la même nature et vivant de
conditions semblables.

Dans le, système humain, nous avons une série
d'organes fixes en leur lieu, mais ayant un mouvement d'ondulation sur eux-mêmes. Chacun de ces
organes constitue un soleil spécial, le plexus solaire représentant, lui, un soleil central unique qui
distribue ses rayons aux soleils spéciaux ou organiques. D'aures rayons du plexus solaire servent à
former les ganglions nerveux qui emmagasinent
les matières lumineuses extraites des aliments,
matières qui constituent la force vitale.

Ce système de ganglions représente, pour nous,
la voie lactée avec ses nébuleuses.

Le système lymphatique est la voirie alimentaire ou les magasins généraux de l'économie.

Le système glandulaire constitue les appareils de
transactions, de triages et d'échanges dans le corps
humain.

Le cœur est le système de propulsion des éléments déterminés pour constituer l'appareil cellulaire.

Chaque cellule a, pour centre, un globule sanguin qui représente un astéroïde en marche pour la formation de mondes nouveaux.

Ce sont les magasins généraux ou ganglions lymphatiques qui vont fournir à la masse sanguine les éléments constitutifs des globules, lesquels globules, en passant par l'appareil pulmonaire, se débarrassent de leur excès de carbone, puisent une virtualité qui leur donne une puissance de rotation sur eux-mêmes pour, de là, se rendre dans les divers points de l'économie afin d'y réparer les pertes subies par la mort ou la destruction des cellules.

Les *cordons* et les filets nerveux sont les moyens de transport des forces vitales dans leurs sériations.

L'appareil musculaire, nous l'avons dit plus haut, sert à l'écoulement des forces. Aussi est-il, constamment, le siège des tempêtes ou mouvements impétueux dans l'économie : il en est ainsi de l'atmosphère dans le système sidéral.

La charpente osseuse sert de support à toutes les manifestations dont le corps humain est susceptible ainsi qu'à la végétation animale.

L'appareil pulmonaire est le feu central de l'homme.

Le foie est l'appareil qui sécrète les huiles nécessaires à lubrifier les organes ; quand le foie est troublé dans ses fonctions ou qu'il n'a plus ses rapports normaux avec la masse cérébrale centre de pondération ou de libration de l'économie, centre de la gravitation générale des éléments constituants . de l'être et des êtres eux-mêmes, il y a transformation en sucre de l'huile humaine qui est dans la bile, ce qui produit le diabète avec tous ses ravages.

La rate est le siège de la cause des vents, car elle est le réservoir qui sert à l'emmagasinement des métaux disponibles pour entrer dans la circulation sanguine.

L'estomac est le foyer de coction, de liquéfaction et de digestion des matériaux alimentaires.

L'intestin sert à la séparation du pur d'avec l'impur par le travail de la putréfaction.

Les vaisseux chylifères s'emparent des matériaux déterminés pour entrer dans la gravitation générale; les matériaux de rejet sont expulsés par le tube instestinal pour aller concourir à la formation de nouvelles individualités dans le milieu cosmique de notre atmosphère.

Tant que l'équilibre existe entre les fonctions et les organes dont nous venons de parler, l'intestin, les reins éliminent des matériaux qui sont normaement de rejet, tandis que dans le cas de rupture d'équilibre, il y a élimination, par ces organes, de matières alimentaires. . . .

Si. l'équilibre n'étant pas rompu, les éliminations se font mal, il y a pléthore organique et cellulaire ; dans ce cas de réplétion organique les forces vitales se porteront sur certains points de l'économie qui n'ont pas besoin d'échanges alimentaires actuels : la tension dynamique de ces forces servira à repousser la liquidité sanguine sur les points engorgés ou obstrués, liquidité sanguine qui, en vertu de l'alcalinité qu'elle possède, dissoudra les éléments obstruants, les entraînera avec elle et les déposera dans les lieux d'expulsion.

Si l'expulsion n'est pas faite suffisamment on verra se produire des phénomènes ou signes d'infection !....

Dans cet état congestif autonome et curatif tous les phénomènes de douleur, de névralgie, vont se montrer par suite de la distension des vaisseaux, de la compression des muscles, qui donnent les phénomènes de douleur transmis à l'appareil cérébral de libration par l'intermédiaire des filets nerveux ; mais, nous ne voyons nullement, dans ces phénomènes, une maladie nerveuse.

Dans le cas de congestion curative permanente, les phénomènes de douleur sont intermittents ou continus. Le phénomène douleur peut persister dans un lieu ou dans un organe même, quand la perception de la douleur est abolie, abolition qui est souvent nécessaire pour qu'un travail de réaction curative autonome spontanée ou provoquée par l'art puisse s'opérer sans que le patient soit trop irrité par la souffrance. C'est pour éviter ces accidents que l'intelligence de l'être, par son autonomie, produit les phénomènes de la catalepsie qui est un sommeil profond, ou une aberration de l'esprit qui est une distraction profonde du centre perceptif de l'être à l'encontre de la sensation de la douleur. C'est alors que l'on voit le malade chanter, jouer, faire des espiégleries, etc., etc.

Il n'y a pas, répétons-le, de maladie nerveuse dans ces phénomènes, pas plus que dans ceux cités plus haut, et cependant tous ces phénomènes sont mis, par la médecine officielle, dans le cadre des névropathies, des névroses, etc ; on cherche à les guérir, à les faire disparaître par des calmants, par des anesthésiques qui enrayent tout travail curatif autonome du malade, perpétuent son état morbide et donnent une habitude funeste au patient; car, aussitôt une douleur perçue, on a vite recours à un calmant qu'on a toujours en provision chez soi et même sur soi.

Ces habitudes malfaisantes vont tellement en se multipliant de nos jours que, d'ici quelques années, comme on en voit trop d'exemples, le morphinisme ou la passion des alcaloïdes de tout ordre, tant calmants qu'excitants, inconsidérément administrés amèneront des épidémies d'hystérie, de folie, de manie, d'hypocondrie, d'aliénation mentale, etc., et tous ces phénomènes épidémiques ne seront pourtant que des réactions curatives autonomes de la force vitale pour lutter contre les perturbations profondes causées par l'ingestion malencontreuse de ces alcaloïdes.

C'est alors que, prenant de plus en plus les phénomènes d'*autonomie curative* pour des accidents morbides, on sera à la recherche d'anesthésiques plus puissants qui finiront par annihiler toutes les fonctions organiques.

On peut juger qu'elle sera, dans un demi-siècle, la génération qui aura hérité de toutes les affections passionnelles et délirantes consécutives à la fausse interprétation des phénomènes organiques et fonctionnels ainsi qu'aux désastreux abus des médicaments administrés à contre-temps et à l'encontre des besoins et des vœux de la nature.

Il est donc grand temps que la lumière se fasse et que l'on dévoile l'*ignorantisme scientifique* pour rentrer dans la vérité naturelle !

Dans notre pratique médicale, nous avons commencé par mettre à jour une méthode de traitement basée sur *la Loi curative naturelle* que nous avons dégagée des faits observés dans notre clinique ; ce dévoilement était peut-être prématuré, il eût mieux valu, croyons-nous, mettre en avant les faits curatifs seuls, sans théorie, ne parler que des guérisons obtenues par nos procédés. Mais, comme à notre époque, on est obligé de prendre position, par la littérature, nous avons dû publier, avant l'heure, notre méthode et notre doctrine parce que, en mettant, dans le milieu, des faits curatifs, comme il nous est arrivé de le faire il y a trois ans, nous aurions eu, dix ans plus tôt, la chance de voir, comme nous l'avons vu dernièrement, certains personnages s'approprier les faits produits par notre méthode sans faire plus mention de celle-ci que de son auteur.

Il est vrai que nous ne sommes pas le seul dans

la même situation : nous espérons même que notre revendication sera bénificiaire à tous ceux qui
n'ont pas craint de sacrifier leur vie, leur réputa-
tion, leur fortune à la recherche d'une vérité hu-
manitaire.

CHAPITRE IV.

Nous avons indiqué, plus haut, que la *douleur* est le *signe* d'un travail de *réaction curative autonome*, nous allons démontrer, en peu de mots, la vérité de cette assertion.

Nous avons dit, qu'avant qu'il y ait douleur, il fallait qu'il y eût une altération dans l'économie de l'individu. Pour que cette altération soit produite, ll a fallu une cause occulte ou manifeste, c'est-à-dire interne ou externe, endogène ou exogène; comment cette cause a-t-elle pu pénétrer l'individu ?

Dans le cas d'une maladie qui se déclare d'une façon interne, la cause déterminante de la maladie est secondaire et consécutive, soit à l'ingestion d'aliments altérés, soit à une perturbation morale: dans ce cas on est victime de son indifférence pour une cause qu'on n'a pas su prévoir. Lorsque la cause de la maladie est primitive, c'est-à-dire externe ou exogène on est victime de son imprévoyance d'une cause à laquelle on s'est montré indifférent; dans ce dernier cas l'indifférence est secondaire tandis qu'elle est primitive dans le premier.

Nous avons expliqué, dans notre travail sur les fièvres graves, comment naît une maladie épidémique exogène et comment naît une maladie endogène.

Toute affection dont un minéral, un végétal ou un animal peut être atteint, est produite par une cause unique et unifique c'est-à-dire par la tendance de l'infini à désagréger ce qui existe pour le faire passer à l'indéfini et le prédisposer à une progression universelle en ordre supérieur.

Comme l'infini est, dans l'infinité, la tendance à la désagrégation des éléments constitutifs des corps aussi bien qu'à leur évolution progressive, il faut, pour qu'un corps soit détruit, que la cause qui s'y trouve enfermée trouve une occasion pour détruire son enveloppe, la ramener à l'infinité et de là, s'en aller, dans les espaces interplanétaires, à la recherche de nouvelles affinités.

Les affinités qui nous viennent du dehors sont en assimilation directe au point de vue progressif des êtres, à la condition que ces affinités seront régiminées par l'être d'une façon bénéficiaire et qu'elles ne nous passeront pas au travers du corps en nous désagrégeant.

Tous les éléments disposés à l'assimilation ont une autonomie spéciale, c'est-à-dire qu'ils jouissent d'une vitesse, d'une atmosphère propres et d'une virtualité constitutive. Si cette virtualité se trouve dans l'atmosphère des éléments nutritifs ou d'assimilation, ces éléments deviennent nuisibles parce qu'ils entraînent notre propre virtualité à leur bénéfice par similitude de nature et n'en deviennent que plus virulents dans le milieu commun. Ces masses alimentaires aériennes sont des germes qui marchent à la conquête d'une enveloppe, d'un support pour former, ainsi que nous l'avons dit, des animalcules de diverses espèces.

Notre atmosphère planétaire contient très peu d'animalcules en suspension; si, dans les expériences faites, on en a trouvé quelques-uns, ces animalcules étaient tombés des hauteurs de l'atmosphère où ils avaient été enlevés par des phénomènes météorologiques.

Dans les maladies épidémiques la contagion se fait par l'atmosphère qui contient les germes en libération; si on corrige l'atmosphère par une substance quelconque on n'a pas détruit, pour cela, le germe, on n'a pu que lui donner un poids en renversant son état.

Dans les maladies nous voyons tous ces renversements d'état au point de vue de la fonction; cela ne change rien à la nature des choses, les manifestations seules sont différentes.

Si une force qui est captée dans une cellule vient à être libérée, par suite de l'altération de la nature des éléments constituants de la cellule, celle-ci meurt parce qu'elle vient de perdre son autonomie avec sa virtualité : n'étant plus propre à l'assimilation elle doit être rejetée du corps ; mais, pour qu'elle soit rejetée, il faut que les cellules voisines n'attendent pas que la cellule morte soit putréfiée, sans cela elles risqueraient d'être atteintes épidémiquement par sa morbidité.

Aussi, dans ce cas, les cellules saines vont-elles, au moyen de leur autonomie, se rapprocher les unes des autres, par une sorte d'assistance mutuelle, pour rejeter au loin la cellule morte qui n'est plus qu'une masse dangereuse, capable de produire des perturbations dans l'économie et d'y causer des mouvements insurrectionnels que devra combattre l'autonomie générale de l'être sous la forme d'un *Drame Curatif*, à formes diverses, et plus ou moins émouvantes dont nous allons parler bientôt.

Si la force résultant de l'ensemble des autonomies, n'est pas suffisante pour rejeter au dehors la cellule morte, il va s'en suivre une altération des cellules avoisinantes : dans ces conditions le mal reste occulte, ne se manifeste par aucune douleur, l'individu peut même rester, un plus ou moins grand nombre d'années, avec cette progression altérante des éléments constitutifs de son économie.

Quand un organe est atteint dans ses profondeurs par un principe altérant, les phénomènes douloureux commencent à se manifester, attendu qu'il ne peut y avoir de douleurs sans qu'il y ait une altération quelconque.

Loin de prendre les manifestations de la douleur pour une maladie nerveuse, il faut se hâter de chercher quel est le lieu altéré.

Comme il peut y avoir, dans diverses parties du corps, des douleurs de résonnance en synchronisme avec la douleur locale primitive, si l'on calme ces douleurs de résonnance, on accentue la douleur locale contre laquelle on serait tenté de chercher un nouveau calmant.

Toutes les douleurs de résonnance sont, d'abord, une indication d'un lieu altéré; elles sont, de plus, la manifestation d'un travail de réaction curative autonome et spontanée. Ces douleurs doivent donc être secondées par l'art de façon à ce que la guérison arrive le plus tôt possible et, avec elle, la cessation d'un travail plus ou moins pénible dans ses luttes périodiques contre les éléments morbides.

La maladie étant inhérente à l'être, étant l'être lui-même c'est-à-dire la partie essentielle du sujet, elle est bien la manifestation de l'individu en travail de réorganisation et d'élimination à l'encontre de tous les accidents qui peuvent lui survenir.

Si la maladie est inhérente à la nature, en général et à celle de l'homme en particulier pourquoi chercherait-t-on à la combattre ?

On trouverait très étrange qu'un médecin appelé près d'un malade atteint d'une indigestion capable de lui donner la mort, employât des agents de nature à empêcher l'économie de se débarrasser par le vomissement sous prétexte que ce dernier pourrait être funeste au patient.

L'acte du vomissement, cependant, est bien une réaction spontanée et autonome de l'être pour débarrasser le sujet des matériaux qui pourraient le détruire. Chacun sait, du reste, que l'évacuation des matières indigestes contenues dans l'économie procure un soulagement instantané et, qu'instinctivement, nous tendons à ce résultat par tous les moyens qui sont à notre disposition.

N'est-t-il pas bien naturel que, dans toutes les affections dont l'homme peut être atteint, on aide l'économie à éliminer au dehors, par n'importe quel moyen, tous les matériaux altérés et, de plus, que l'on procure à l'autonomie du malade tous les agents capables de reconstruire ce qui a été détruit?

Dans notre pratique, nous avons vu, et voyons, chaque jour, des faits curieux de réaction curative autonome et de reconstruction d'organes qui ont été atrophiés, altérés et arrêtés dans leur développement normal.

Ces cures seront l'objet d'une publication spéciale. Nous avons déjà dit que, dans les affections diverses qui nous entourent, la nature procède, par des phénomènes appelés hystériques, à l'élimination des éléments morbides ainsi qu'à la dilatation des organes insuffisamment développés; ajoutons que, dans les cas de reconstruction organique, la nature procède par des contractures, par des phénomènes cataleptiques auxquels on donne souvent le nom de tétaniques.

Dans les cas où la douleur est générale, la nature a recours à la léthargie ; ces cas sont toujours graves parce qu'ils sont le signe d'une perte de forces considérable, plus ou moins voisine de la mort.

C'est ici que l'art doit surpasser la nature en aidant le malade à puiser, dans le milieu cosmique et dans les personnes qui l'assistent, des éléments autonomes de façon à reconstituer, au plus vite, un support suffisant pour que les forces du sujet aient un point d'appui qui lui permette d'obtenir une réaction salutaire et d'opérer un travail curatif autonome capable de remettre en équilibre les fonctions de nutrition et d'élimination.

La léthargie est un symptôme de digestion moléculaire générale des éléments constituants de la vie végétative de l'individu.

La catalepsie est un symptôme de la marche de la liquidité sanguine pour la reconstruction d'éléments nouveaux avec toute la multiplication nécessaire de ces éléments pour l'équilibre des organes.

Aussi voit-on, dans les phénomènes de catalepsie, les forces vitales se tendre sur certains points de l'économie pour en repousser toute la liquidité sanguine dans les centres : voilà pourquoi, sur un membre cataleptique, on peut pratiquer certaines opérations sans faire couler du sang.

En se rendant vers les centres le sang va s'épurer, prendre de nouvelles virtualités et marcher à la reconstruction des cellules organiques de façon à reconstituer, par une nutrition et un développement suffisants, les tissus altérés ou atrophiés.

Comme nous l'avons expliqué plus haut, le système de libration ou masse cérébrale peut être altéré primitivement par un état moral, et secondairement par inanition.

Dans toutes les affections dont l'homme peut être atteint la masse cérébrale joue son rôle pathologique primitivement ou secondairement.

Dans les phénomènes cataleptiques la poussée de la liquidité sanguine se porte toujours à la masse cérébrale qui a besoin d'être en équilibre la première afin de pouvoir distribuer aux organes les intelligences nécessaires et présider, par l'intermédiaire du système nerveux, à la reconstruction des tissus organiques.

Dans cette marche curative autonome, la nature procède elle-même à toutes les éliminations qu'elle juge convenables ainsi qu'à toutes les opérations qu'elle juge nécessaires, opérations qu'on ne doit jamais déranger sous peine de voir le malade rester avec une infirmité presque toujours incurable parce que les intelligences et leurs tendances ont été complètement détruites, dans leurs fonctions, et détournées de leur but.

Dans nombre de maladies, traitées comme étant de la folie ou de l'aliénation mentale, on s'est étrangement et trop souvent mépris sur la nature et la valeur des phénomènes que l'on regardait comme marchant à l'encontre de la guérison du malade lorsque c'était à eux seuls, au contraire, qu'il pouvait devoir son salut.

Ne voit-on pas, du reste, dans les cas de folie dûment constatés, une tendance du sujet à reprendre son autonomie? Ne cherche-t-il pas, par tous les moyens possibles, à la reconquérir soit en se fixant sur un seul point, en annihilant tout ce qui l'entoure, en évitant toute action morale et sociale, en cherchant une nuit profonde pour s'y reposer et se reprendre à nouveau, soit en se livrant à toutes les fureurs dont il peut disposer pour éloigner de lui tout ce qui l'entoure, dût-il se détruire lui-même pour entrer, de force, dans le jour du repos?

Tous les phénomènes que nous venons de citer doivent être scrupuleusement respectés et secondés par l'art en les faisant concourir à la conservation et à la rénovation de l'être.

Il faut, à ce sujet, se rappeler qu'il y a des colères que l'on doit savoir utiliser et des mélancolies que l'on doit employer, soit en les déterminant, soit en s'y associant par une action mutuelle et en harmonie avec les aspirations du sujet.

Les colères doivent être utilisées, tantôt pour l'élimination des éléments morbides, tantôt pour le déploiement des forces musculaires du malade, jusqu'à épuisement des forces supplémentaires, de façon à établir, chez l'individu, une pondération qui serve à ramener un écoulement régulier et une distribution normale des forces vitales en favorisant la sériation des éléments de nutrition et en réparant les désordres causés par les grandes colères organiques qui ont été désignées, par les nosologistes et les nosographes, sous les noms de névropathies, d'hystérie, d'hystéro-épilepsie, de manie, etc., etc.

Grâce à une nomenclature vide de sens, à des étiquettes diagnostiques mensongères et fausses les malades ne peuvent s'attendre qu'à voir leurs maux s'éterniser ou passer à un état de plus en plus grave et compliqué pour les raisons que nous avons données plus haut.

Pour confirmer les idées, les assertions que nous avons émises à propos des divers phénomènes dont nous venons de parler, nous nous bornerons à citer certains faits, certains détails de notre pratique relatifs à des malades abandonnés comme incurables.

Nous avons toujours observé que, dans les cas où il n'y avait qu'une simple élimination organique à produire, une simple congestion à seconder, l'autonomie individuelle du malade portait son action curative et la centralisait uniquement sur l'organe atteint, que le malade fût, ou non, en état de sommeil curatif.

C'est alors que le patient se livre, spontanément, à un *organodynamisme autonome*, à une sorte de *Gymnastique naturelle instinctive* dont les phases plus ou moins étranges et dramatiques sont de nature à exciter la curiosité scientifique et l'envie de se rendre compte du pourquoi et du comment de ces *actes divers* d'un *véritable travail de réaction autonome spontanée ou provoquée par l'art.*

Dans les cas de régénération, de reconstruction, de rénovation organique, le *sommeil curatif* se détermine naturellement et sans être provoqué par l'art; la catalepsie survient sur les points qui jouissent de leur autonomie, la liquidité sanguine quitte les points cataleptisés dont elle est chassée par les forces qui s'y trouvent à l'état de tension, pour se porter sur les points altérés, y déposer des matériaux sains de reconstruction et reprendre, par les veines, ceux qui ne sont plus en état de pourvoir à la nutrition des organes.

Si les forces ne sont pas suffisantes pour amener le transport du sang dans les parties centrales, dans la masse cérébrale en particulier, les malades prendront des situations capables d'aider ce transport par des inversions du corps jugées, par eux, nécessaires. C'est ainsi que nous les avons vus et que nous les voyons, chaque jour, se mettre la tête en bas, les pieds en l'air et rester dans cette situation pendant vingt, trente minutes et souvent davantage !

Dans d'autres cas, la liquidité sanguine a besoin de faire un travail de reconstruction spéciale et locale; alors le cours du sang s'arrête, le cœur reste sans battements, l'artère sans pulsations; le diaphragme seul fonctionne avec une rhythmique plus ou moins appréciable et analogue à celle du cœur pour donner à la liquidité sanguine une marche *ondulatoire* dont le poumon est le centre de transmission.

Les ondulations dont nous venons de parler ne

peuvent pas être perçues par l'intermédiaire de l'artère, attendu qu'elles ne sont plus rhythmées et qu'elles marchent dans toute la longueur du circuit qu'elles ont à parcourir. Comme ce circuit est constitué par la liquidité sanguine qui, comme tous les liquides, est incompressible ; comme, de plus, cette liquidité représente une *plénitude*, il ne peut rien être perçu de la circulation ondulatoire ou diaphragmatique : ce n'est que lorsque les ondulations diminueront d'amplitude que le cœur pourra reprendre son mouvement rythmé physiologique.

Dans d'autres cas, pendant le sommeil curatif, il survient des mouvements hystériques qui constituent la gymnastique autonome dont nous avons parlé, gymnastique qui aide l'élimination des matériaux altérés emprisonnés dans les cellules des muscles : ce travail peut être local ou général ; quand le travail est local, on aperçoit une simple trépidation du muscle sur lui-même ; s'il est général, le malade prend toutes les positions et exécute tous les mouvements capables de seconder la fonction éliminative en dilatant les organes, en les comprimant, en les exprimant et en expulsant, comme d'une éponge, les éléments morbides.

Généralement, ce grand travail d'organodynamisme curatif autonome spontané ou provoqué par l'art est rhythmé en synchronisme avec les battements du cœur et avec les mouvements d'inspiration et d'expiration.

Dans ce cas, on remarque certains phénomènes que l'on a pris pour des exagérations anormales de sécrétion, phénomènes qui ne sont qu'un moyen employé par l'organodynamisme autonome pour expulser les matériaux de mauvais aloi, soit liquides, soit solides, soit gazeux.

Pendant une cure naturelle, les phénomènes du drame thérapeutique autonome se présentent périodiquement et même plusieurs fois dans la même journée; il arrive aussi que le travail organo-fonctionnel curatif se continue dans l'intervalle des séances et souvent pendant la nuit et le sommeil.

Les malades, après un temps plus ou moins long, quelquefois dès la première séance et sans y être provoqués, arrivent à prévoir ce qui doit arriver au point de vue de leur cure; ils annoncent l'heure du prochain travail, en quoi il consistera, et ce qu'il y aura à faire pour lui venir en aide. Il y en a même qui prédisent, pour une date fixe de plusieurs mois à l'avance, le jour précis de leur guérison, de leur dernière crise dont ils précisent la nature, les précautions qu'il faudra prendre, pendant et après; ils demandent, surtout, que ce qu'ils prescrivent soit ponctuellement exécuté; ce qu'ils craignent le plus, pendant leur traitement, c'est d'être dérangés dans leur travail périodique, soit par un manque d'exactitude pour l'heure indiquée par eux, soit par des actes contraires aux vœux de la nature, par une curiosité qui les distraie de leur guérison; ils annoncent même qu'un dérangement poussé trop loin pourrait causer, dans leur économie, des perturbations profondes, et amener des affections incurables.

Paris. — A. PARENT, imp. de la Fac. de méd., rue M.-le-Prince.
A. DAVY, successeur.

183

www.ingramcontent.com/pod-product-compliance
Ingram Content Group UK Ltd.
Pitfield, Milton Keynes, MK11 3LW, UK
UKHW021501090726
13657UKWH00003B/1452